肿瘤放射治疗
科普问答

主编◎庞军

四川科学技术出版社

图书在版编目（ＣＩＰ）数据

肿瘤放射治疗科普问答／庞军主编．—成都：四川科学技术出版社，2020.11

ISBN 978-7-5364-9742-9

Ⅰ.①肿… Ⅱ.①庞… Ⅲ.①肿瘤—放射疗法—问题解答 Ⅳ.①R730.55-44

中国版本图书馆CIP数据核字（2020）第224184号

肿瘤放射治疗科普问答

主　　编 庞军

出 品 人 程佳月
责任编辑 杜　宇
助理编辑 吴晓琳
封面设计 墨创文化
责任出版 欧晓春
出版发行 四川科学技术出版社
　　　　　成都市槐树街2号　邮政编码 610031
　　　　　官方微博：http://e.weibo.com/sckjcbs
　　　　　官方微信公众号：sckjcbs
　　　　　传真：028-87734039
成品尺寸 130mm×185mm
印　　张 3　字数60千
印　　刷 四川华龙印务有限公司
版　　次 2020年11月第1版
印　　次 2020年11月第1次印刷
定　　价 18.00元

ISBN 978-7-5364-9742-9

邮购：四川省成都市槐树街2号　邮政编码：610031
电话：028-87734035

本书编委会名单

主　编　庞　军

副主编　陈　燕　曾彩琼

编　者　（排名不分先后）

陈　磊　陈　燕　董　娅　胡　蝶

何　蛟　刘　丽　刘晓燕　庞　军

田　洪　伍谨林　杨晓辉　曾彩琼

曾　瑞　邹晓燕

主编简介

庞军，男，1973年9月出生于四川省巴中市。1996年毕业于泸州医学院（现西南医科大学）。曾就职于上海、武汉的三甲医院。现任西南医科大学附属中医医院肿瘤放疗中心主任兼肿瘤血液病科副主任，教授、主任医师，四川省泸州市肿瘤放疗质控中心副主任。现为中国西部放疗协会理事，四川省国际医学交流促进会肿瘤多学科治疗（MDT）专业委员会委员，中国抗癌协会肿瘤放射治疗专业委员会、鼻咽癌专业委员会、头颈肿瘤专业委员会会员，泸州市医学会肿瘤病学专业委员会委员，泸州市中西医结合学会肿瘤专业委员会常委，泸州市中医中药学会肿瘤专业委员会委员。

长期从事以现代放疗为主导的肿瘤综合治疗的临床、科研和教学工作。多年来积累了临床肿瘤放射治疗的丰富经验，确立了立体定向放疗的研究方向。先后在国内外重要刊物发表论文30多篇，完成科研成果多项，获全军武警部队医疗成果奖2项。

序

　　癌症是目前公认的威胁人类健康的重要杀手之一。随着肿瘤外科、放疗技术、药物治疗的进步，癌症已从不治之症变为可治之症，且治疗水平逐年提高。研究表明，癌症的手术治愈率已超过30%，放疗在30%左右，药物治疗为7%。在总体治疗水平方面，发达国家癌症治愈率已在60%以上，有的病种甚至高达80%（如乳腺癌）。我国肿瘤治疗水平也在快速提升，大城市的治愈率与发达国家相当，但其他地区的水平仍比较低下，综合起来，全国的治愈率在30%左右。肿瘤治疗中手术、放疗、化疗、免疫治疗等合理综合应用是保障治疗高水平的前提。其中放疗是提高治愈率非常重要的措施。发达国家70%的肿瘤治疗都有放疗参与，而我国受限于放疗知识的匮乏，放疗只有

30%的参与度，从而大大影响了全国肿瘤治疗水平的提高。因此，放疗知识的普及就显得极为重要。世界卫生组织20世纪70年代就提出，提高肿瘤治疗水平其核心是教育问题，所涉及的受教育对象有三个层面：普通大众、医学生和医务工作人员。本书以问答的方式来介绍放疗的科普知识，针对性强，语言通俗易懂，是一本适合非放疗专业人士了解放疗知识的科普读本。

吴敬波

2020年5月28日

前言

放射治疗简称放疗，发展至今已有100余年的历史，已成为治疗恶性肿瘤的主要手段之一，与手术、化疗并称为肿瘤治疗的三大治疗手段，70%以上的肿瘤患者在治疗过程中需要使用放疗。据世界卫生组织（WHO）统计，67%的肿瘤患者可以治愈，其中30%是靠放疗治愈的，30%是靠手术治愈的，7%是化疗的功劳。由此可见，放疗的贡献完全可以媲美手术。

近年来，随着计算机技术、放射物理学、放射生物学、分子生物学、影像学和功能影像学的不断进步，以及多边缘学科的有机结合，临床放疗技术已经取得了革命性的进步。现代放疗已经从"画方块"的常规二维放疗时代发展至高度适形的三维、四维精确放疗时代。精确放疗可以做到精确定位、精确计划和精确照射，它融合了三维图像处理技术、高精度的剂量计算法、尖端的直线加速器系列技术、先进的肿瘤诊断技术、放射生物学前沿研究成果。在精确放疗的全过程中，每一步都强调精准，这相对于常规放疗而言有质的飞跃。因此，精确放疗的并发症出现概率非常小，可以说绝大多数人都能耐受，很多人放疗过后没有任何副反应。且放疗同外科手术比较，具有风险小、副作用小、后遗症出现概率较小等优势。同时放疗也可有效解决手术困难患者，如颅内位置较深的肿瘤经单纯放疗，即可治愈。而放疗还有保留器官功能的优势。

尽管20多年来我国放疗在技术、设备、机构发展等方面都得到了飞速发展，但仍落后于发达国家，难以满足日益增长的需求。目前我国的放疗设备数量还未能达到WHO的要求，人均拥有量仍不高且存在地区分布不均衡等问题。同时，由于缺乏放疗方面的科普读物，人们对放疗的认知太少、误解太深，接受程度普遍不高。近年来，我国恶性肿瘤发病死亡率呈现上升势态，恶性肿瘤已占居民全部死因近1/4，成为我国居民的第1位死亡原因。为了让肿瘤患者能够得到及时的规范治疗，为了让人们对放疗有更多的了解，为了消除人们对放疗的误解，我们编写了本书。

希望本书能为肿瘤患者及非放疗专业医疗工作者提供一些有益的指导和帮助，使他们能更全面地认识放疗在肿瘤治疗中的地位和作用，做到早治疗、早康复。

本书在编写出版过程中，得到西南医科大学附属中医医院领导的指导，在此表示感谢。本书的不足之处，敬请读者和各界专家提出宝贵意见，以便今后补充修订。

庞 军

2020年5月

目录

1. 什么是放疗？

答：放疗是放射治疗的简称，它是一种利用放射线，如同位素产生的α、β、γ及各类X射线治疗机或加速器产生的X射线、电子线、质子束及其他粒子束等，进行肿瘤局部治疗的一种方法。

目前放疗最常用的射线是医用直线加速器（图1）产生的X射线，那什么是放疗呢？请听X射线的自我介绍吧：我是医用X射线，可以穿透人体，给内脏和骨骼拍照，方便医生对疾病做出诊断（就是俗称的拍"X光"）。我还有另一个本领——破坏肿瘤细胞的核心（DNA），杀死肿瘤细胞——这就是放射治疗。多数肿瘤不在人的体表，而是深藏在人体的内脏器官里，看不见，摸不着。我不像外科医生那样"开膛破肚"直接切除肿瘤，我的本领是——"隔空移物"。为了能够精准地杀死肿瘤，又尽可能不伤害肿瘤周围的正常器官和组织，我需要经过一系列复杂而又精细的准备。

放射治疗已有100多年的历史，已经从简单粗放的二维普通放疗发展的三维、四维、五维的高精度放疗，包括常规分割放疗、超分割放疗、立体定向放疗、立体消融放疗、X刀、伽马刀、托姆刀、射波刀、质子放疗、重离子放疗等多种形式。

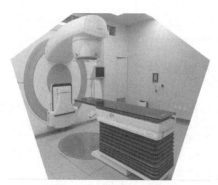

图1　医用直线加速器

2. 放疗在肿瘤治疗中的作用如何？

答：放疗与手术、化疗并称为肿瘤治疗的三大治疗手段。据世界卫生组织2013年的统计，欧美国家67%的肿瘤患者可以治愈，其中30%是放疗的功劳，37%是靠手术、化疗治愈的。由此可见，放疗作为肿瘤治疗的"三驾马车"（手术、化疗、放疗）之一，其重要地位是毋庸置疑的。在美国，约70%的患者在治疗中需要放疗，超过一半肿瘤的治愈是依靠放疗，或者有放疗的参与。且放疗同外科手术相比，具有风险小、副作用小、后遗症出现概率较小、保留器官功能等优势。同时放疗也可有效解决不能手术的肿瘤，如颅内位置较深的肿瘤经单纯放疗，即可治愈。放疗在肿瘤治疗中的作用和地位日益突出，已成为治疗恶性肿瘤的主要手段之一。根据WHO的统计，近20年欧美发达国家手术、化疗和放疗对肿瘤的治愈率和改善贡献度统计如图2、图3所示。

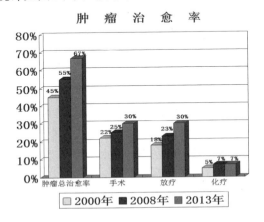

图2　手术、放疗和化疗对肿瘤的治愈率

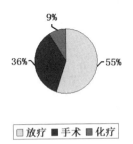

图3　手术、放疗和化疗对肿瘤治疗改善贡献度

3. 放疗在肿瘤治疗中的效价比如何？

答：放疗是恶性肿瘤最重要的治疗手段之一。在欧美国家，70%的恶性肿瘤患者在治疗的不同阶段需要接受放疗，其中70%为根治性放疗，而在接受根治性放疗的患者中，有70%的患者最后能够被根治。在可以治愈的恶性肿瘤中，放疗的贡献为40%。放疗是目前效价比最高的肿瘤治疗方法。在所有肿瘤治疗的花费当中，用于放疗的费用小于5%。根据瑞典议会医疗保健技术评估委员会（SBU）的预测，放疗费用是手术治疗费用的50%。另外，对于晚期或复发的恶性肿瘤，放疗也是缓解患者症状、延长生存时间、提高生活质量最有效的治疗手段之一。手术、放疗和化疗的相对综合费用如图4。

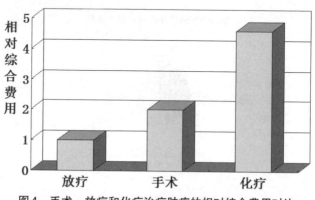

图4　手术、放疗和化疗治疗肿瘤的相对综合费用对比

4. 放疗工作都由哪些人员参与?

答:很多人觉得放疗只是由放疗医生完成,其实不是,放疗过程中不是只有放疗医生参与。大家都知道,足球队有前锋、中场、后卫、守门员,放疗也一样,在放射治疗的整个流程中,会涉及好几个专业工种,分别参与到不同工作中,各司其职,分工合作完成最终的治疗。开展放疗需要的人员有:放疗医生、医学物理师、放疗技师、设备维修工程师和放疗护理人员。放疗医生同内、外科医生一样,负责诊断、制定治疗方案、整个治疗过程的管理及辅助用药等。医学物理师的工作主要有放疗计划的设计、剂量计算、监测放疗设备的各项参数即放疗设备的质量保证,以及所有放疗技术和新技术的开发应用、辐射防护等,这些工作基本上是不为人所知而又非常重要的。因此他们被称为放疗的"幕后英雄"。放疗技师的主要工作是负责患者放疗部位的定位、放疗精确摆位和实施照射治疗等,他们是治疗方案的最终执行者。工程师主要负责设备维修。放疗护理人员的工作主要是负责放疗患者的护理和病房治疗。如图5所示。

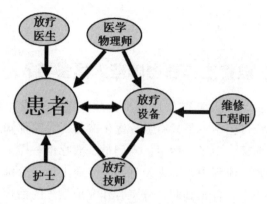

图5　放疗工作的参与人员

5. 哪些患者需要接受放疗？

答：约70%的恶性肿瘤患者在疾病发展的不同阶段需要接受放疗。对于一个具体的患者来说，是否采用放疗应该按照肿瘤的规范化治疗原则，根据肿瘤的类型、发展期别及患者的身体状况等而定。常见肿瘤，如脑胶质瘤、鼻咽癌及其他头颈部肿瘤、肺癌、食管癌、胃癌、胰腺癌、肝癌、胆囊癌、直肠癌、前列腺癌、乳腺癌、宫颈癌、淋巴瘤、转移性肿瘤以及晚期肿瘤等视病情均可能有放疗指征，具体情况请咨询肿瘤放射治疗科医生。

除此之外，一些良性疾病也可以采用放疗。

放射疗法治疗肿瘤没有年龄限制，多大年龄都可以放疗；

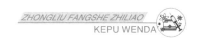
身体有其他疾病，如心脏病、高血压、糖尿病等也不影响放疗。

放疗几乎没有禁忌部位，身体中任何一个部位只要长肿瘤都可以放疗，特别是现在高度精确的放疗。

6. 放疗时机如何选择？

答：放疗可以单独运用或者和手术及（或）化疗联合应用，以及联合靶向药物和免疫药物的应用。常见的联合方式有：术前放疗，手术之前可以采用放疗来缩小肿瘤，增加手术切除的机会（又叫新辅助放疗）；术后放疗，手术结束后通过放疗来清除无法完全切除而残留的肿瘤细胞（又叫辅助放疗），和化疗联合应用（放化疗联合）。对于晚期的肿瘤患者，放疗可以作为一种姑息减症的手段，如减轻肿瘤带来的疼痛、梗阻等症状。如图6所示。

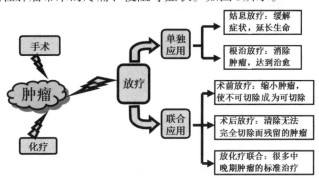

图6　放疗临床应用情况

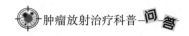

7. 放疗能根治肿瘤吗？

答： 当肿瘤较局限或不宜手术时，放疗可作为根治性治疗手段，如鼻咽癌等头颈部肿瘤，不宜手术的肺癌、食管癌、淋巴系统恶性肿瘤、前列腺癌、宫颈癌等。早期乳腺癌可采用手术将肿瘤局部切除，配合根治性放疗，这样，既保留了乳房外观和功能，又得到和根治术相同的疗效。因此，很大一部分肿瘤是可以通过放疗来根治的，而并非人们常常认为的只有手术切除才能根治肿瘤，而放疗只是"保守治疗"。

8. 肿瘤晚期可以放疗吗？

答： 晚期肿瘤患者或因各种原因无法接受手术的患者，可以通过放疗来减轻症状、解除痛苦，达到提高生存质量、延长生命的目的，尤其对脑转移瘤、骨转移瘤的患者有特殊疗效。全脑放疗一直以来在临床中被公认为是脑转移患者的标准治疗手段。近年来，全脑放疗、立体定向放疗联合化疗、分子靶向治疗等取得了较好的疗效。对于骨转移瘤，放疗的主要作用是缓解或消除症状（疼痛）、预防症状或病理性骨折的发生，对于部分单发的骨转移瘤，如果原发肿瘤能够得到较好的控制，放疗也能够达到治愈的目的。骨转移瘤放疗后疼痛缓解率可高达80%~90%。以下两病例（图7、图8）均为肿瘤晚期，经放射治疗后取得良好效果。

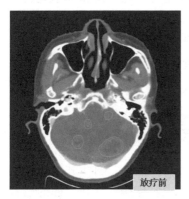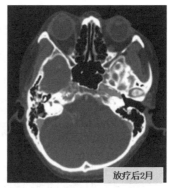

图7　乳腺癌多发脑转移放疗前后对比

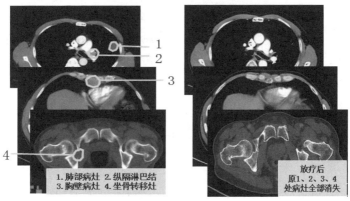

图8　肺癌多处转移放疗前后对比

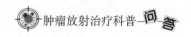

9. 哪些肿瘤需要做术前放疗？

答： 术前放疗在医学上又称为新辅助放疗，是指在患者手术前，可以用放射治疗来缩小肿瘤，使原本不能切除的病灶可以达到手术切除，同时降低肿瘤转移的概率，以提高肿瘤的治愈率。广泛适用于全身各种肿瘤，如食管癌、喉癌、上颌窦癌等头颈部肿瘤，软组织肉瘤，直肠癌等。

10. 有些肿瘤手术后为什么还要放疗？

答： 术后放疗医学上称为辅助放疗，对于肿瘤切除术后有残留、有淋巴结转移或有亚临床病灶存在可能的患者予以术后放疗，可提高肿瘤局部控制率，减少复发的可能。常用于喉癌、上颌窦癌等头颈部肿瘤及食管癌、肺癌、乳腺癌、肾癌、宫颈癌、直肠癌、软组织肉瘤等，此外，绝大多数脑瘤需要补充术后放疗。

11. 什么叫术中放疗？

答： 术中放疗是在手术中对于非根治性肿瘤、可疑非根治性肿瘤或手术不能切除的肿瘤，术中给予肿瘤和残留病变及可能产生转移或复发部位单次或大剂量照射。术中放疗是在安装有直线加速器的特定手术室内进行手术，当暴露肿瘤或切除部分肿瘤后，观察肿瘤切除后瘤床位置以及残留肿瘤位置，将放疗机器移动到照射野上方进行一次性大剂量照射，以期最大限度杀灭肿瘤细胞，照射结束后拆出放疗设施，继续进行手术。术中放疗目的在于减少复发，以及增加肿瘤局部控制率，可单独使用，也可与术后体外放疗联合使用。

术中放疗融合了"外科治疗"和"放射治疗"的双重优势，已成为治疗多种恶性肿瘤的有效手段。术中放疗与传统的术后放疗相比，有两大优势：一是高效、精准。术中放疗可以充分暴露被照射区，并可直视肿瘤组织，精确设定照射野；二是有效保护正常组织。术中放疗直接作用于肿瘤部位，并利用高能电子线及各类限光筒，放射剂量在达到最大剂量点深度后急剧跌落，有效避免术后放射相关并发症。

12. 什么叫急症放疗？

答：因肿瘤压迫或梗阻而产生的急性或亚急性综合征，属于肿瘤急症，给予紧急治疗处理。急症放疗主要用于肿瘤压迫脊髓引起的疼痛、运动感觉异常、大小便失禁等症和上腔静脉压迫综合征引起的面部充血肿胀、颈胸部静脉曲张、呼吸困难以及眼结膜水肿、头痛、视物模糊等症状，常有着独特的效果。引起上腔静脉压迫综合征常见的肿瘤有肺癌、淋巴瘤和纵隔肿瘤等，通过较高剂量的冲

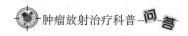
击放疗能快速缓解呼吸困难和颜面部水肿等症状。

13. 良性疾病可以放疗吗？

答：可以！除了治疗肿瘤，放疗还有很多用途。某些良性病如皮肤病（瘢痕瘤、足底疣、角化棘皮瘤等）、眼良性疾病（翼状胬肉、自身免疫性内分泌疾病致眼球突出、甲亢性突眼症、眼眶假瘤、黄斑变性）、血管瘤、造釉细胞瘤、嗜酸性淋巴肉芽肿、脾肿大影响周围血象、巨脾压迫腹腔器官、异位骨化、动静脉畸形、顽固性心律失常等良性疾病已经成为放疗的适应证，涉及皮肤病、眼眶疾病、耳鼻喉疾病、消化及泌尿系统疾病、骨关节系统及中枢神经系统疾病等各领域，放疗常具有特殊的治疗效果。

14. 放疗的射线会伤到人吗？

答：很多人听到射线就觉得可怕，认为射线会伤到人。其实，放疗同手术、输液打针等其他治疗一样，不可能完全没有副反应，但一般来说，在传统放疗过程中，照射局部会有一些放疗反应出现，随着放疗技术的发展，而今的放疗已越来越精确，放疗时你感觉不到射线，不疼、不热、不痒。放疗并发症出现的概率非常小，可以说绝大

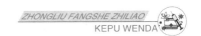

多数人都能耐受，很多人放疗过后没有任何不良反应。

15. 放疗开始前的准备工作有哪些？

答：现代放疗技术发展迅猛，成功的放疗需要集合放疗医生、放疗物理师及放疗技师及其他工程师的协作努力，因此放疗的准备是一个复杂的过程，通常需要1周左右的时间。下面简单介绍一下目前常用的适形调强放疗（IMRT）的准备过程：CT定位→放疗计划的制定及照射靶区的勾画→放疗计划的设计→放疗计划的评估确认→复位→放疗。也就是说，从放疗定位到开始治疗的准备工作一般需要1周的时间。其准备工作流程如图9所示。

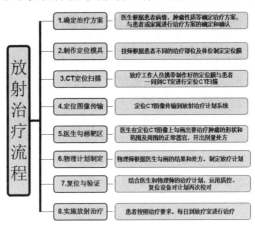

图9　放射治疗流程图

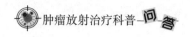

16. 放疗为什么需要分多次来照射?

答:常规放疗一般都是分多次来照射的,分次治疗有利于正常组织对射线损伤的修复,有利于增加肿瘤对放射线的敏感性,提高肿瘤放疗的效果。一个常规的放疗计划是每周照射5次,单次剂量为1.8~2 Gy(Gy,放疗剂量单位),持续2~7周时间。具体照射次数要根据肿瘤的性质、部位和分期以及患者的身体状况等由放疗专科医生来确定。

17. 放疗一般需要几个周期?

答:放疗与化疗不同,可以有几个周期甚至十几个周期,一般来说,相同部位的放疗,在2年内只能做一次。简单地说放疗就一个周期,只是这个周期有点长,一般要持续一个月左右,每周一至周五治疗,周六、周日休息。这种经典的放疗模式主要是根据肿瘤的生物学行为制定的。

18. 放疗后的患者身上有辐射吗？

答：临床上经常遇到很多患者担心自己接受放疗后，会影响到家人的健康。事实上，我们一般所说的放疗指的是体外放疗，放疗患者接受的是射线治疗，患者身上没有放射源、没有射线，也就没有辐射，所以不会影响家人的健康。当然，还有组织间植入放射性粒子的治疗，由于放射性粒子植入体内，在一定时间内具有少量的辐射。

19. 什么是体外放疗？

答：我们通常所说的放疗就是指的体外放疗，当然与之对应的还有体内放疗。体外放疗是指用一台机器瞄准患者的肿瘤进行放射治疗，也叫作外照射，这台机器可能会很大而且有一定的噪声，它不会直接触碰到患者，但它可能会绕着患者旋转，这样就能从不同的方向照射患者体内的肿瘤组织。

体外放射治疗是一种局部性的治疗手段，也就是说它只会照射患者身体的特定部位。比如说，如果患者患的是肺癌，那么体外放疗只会照射患者的胸部，而不是全身。

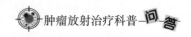
20. 什么叫近距离后装放疗？

答：近距离后装放疗是指先将无放射性的施源器、引导丝和管放入照射部位，然后再导入放射源的一种放疗技术。其特点为放射源周边剂量快速跌落，在增加对肿瘤治疗的同时更好地保护周边正常组织。主要用于治疗宫颈癌、鼻咽癌、食管癌、直肠癌等腔道肿瘤和插植治疗舌癌、口底癌、乳腺癌、软组织肉瘤等。

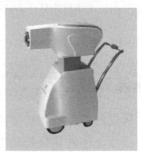

图10　后装治疗机

21. 什么是放射性粒子植入治疗？

答：所谓的放射性粒子植入确切地说是组织间插植放射治疗。它是指在手术中或CT、B超等影像配合下，或在内镜明视下利用特殊穿刺针将放射性物质制成的特殊微粒植入肿瘤内或受肿瘤浸润的组织中，通过植入粒子持续释放的低能量射线在一定时期内连续不间断地作用于肿瘤，抑制和杀灭肿瘤细胞(有效时间一般为30~60天)，从而使局部肿瘤得到最为有效的控制。组织间插植放射治疗最大优点在于肿瘤组织本身得到高剂量的照射，而周围正常组织受照剂量较小，对外照射难以控制的、难治的头颈部肿瘤具有独特的优势。放射性粒子植入治疗对头颈部、腹腔、盆腔肿瘤术后或放疗后复发及术中无法完全切除的肿瘤，如脑瘤、胰腺癌和胆管癌等是最有效的手段之一。

目前，常用的放射性粒子由碘－125 (^{125}I) 和钯－103 (^{103}Pd) 制成，国内外应用粒子植入术对肺、肝、胰腺、前列腺、淋巴结、乳腺等部位的肿瘤的治疗取得了令人鼓舞的效果，很多不能手术的患者得到了有效的治疗。放射性粒子植入治疗操作简单，对患者创伤小，造价相对低廉，又因为可以在CT、B超直视下进行定位治疗，准确率高，"粒子"对患者的全身影响很小，特别适宜因各种原因不能手术切除的恶性肿瘤。有文献报道还可以将其与外科手术相结合，在手术中发现不能切除的病灶，可直接植入放射性粒子，提高肿瘤治愈率和降低复发率。

22. 什么叫精确放疗？

答：精确放疗是相对于常规放疗而言的，这是放疗技术不断进步演变的一个过程，最早的放疗，就叫常规放疗。常规放疗就是用最普通的直线加速器等设备，照射出的射线只能是正方形或长方形，而肿瘤的形状是多种多样不规则的，用正方形或长方形来框住肿瘤进行照射时就有很大一部分正常组织被照射。随着计算机技术、机械技术和影像技术等的发展，现代放疗已经从常规放疗的方块时代进入适形放疗的精确时代。与传统放疗技术不同之处可概括为"四最"，即靶区（病变区）内受照剂量最大，靶区周围正常组织受照剂量最小，靶区内剂量分布最均匀，靶区定位及照射最准确，优点是"高精度、高剂量、高疗效、低损伤"，主要包括三维适形放疗、调强适形放疗和立体定向放疗等。

23. 什么叫适形放疗？

答：适形放疗即三维适形放射治疗的简称，是一种高精度的放射治疗。它利用CT图像重建三维的肿瘤结构，通过在不同方向设置一系列不同的照射野，并采用与病灶形状一致的适形挡铅技术，使得高剂量区的分布形状在三维方向（前后、左右、上下方向）上与靶区（病变区）形状基本一致，同时使得病灶周围正常组织的照射剂量降低。这样就提高了放疗的精确性，最大限度地照射肿瘤，更好地保护肿瘤周围的正常组织。其剂量分布如下图11所示。

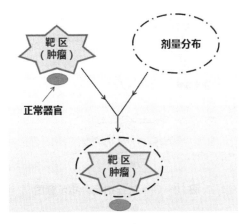

图11 适形放疗剂量分布示意图

24. 什么叫调强放疗?

答：调强放疗的全称是三维适形调强放射治疗，是三维适形放疗的一种，要求照射野内剂量强度按一定要求进行调节，简称调强放疗。它是通过现代计算机技术、影像技术和机械技术等使射线照射的范围和形状以及强度同肿瘤的形状高度一致，同时又可以更好地保护肿瘤周围的正常组织。最主要的特点就是三精治疗，即精确定位、精确计划设计和剂量计算、精确治疗。最终达到有效提高肿瘤的治疗剂量，从而提高疗效。其剂量分布如图12所示。

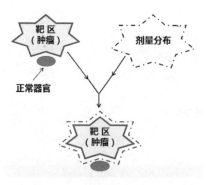

图12 调强放疗剂量分布示意图

25. 什么叫立体定向放疗？

答：立体定向放疗在国外又叫立体定向放射消融治疗，是近年来放疗所取得的一个突破性进展。立体定向放疗顾名思义是采用立体定向放疗技术和高剂量少分次治疗模式使高剂量直接消融肿瘤的一类非手术放射外科治疗方法。它是指射线从各个方向聚焦到一点，照射到肿瘤的剂量非常高，而周围正常组织受照射的剂量又非常低，它最重要的就是找准肿瘤的位置，只要肿瘤的位置确定了，周围的正常组织就可完全躲避开射线。因为肿瘤组织接受射线的剂量可以达到非常高，所以疗效也会非常好。实际上人们常常所说的伽马刀（γ刀）（图13）和X刀，就是一种立体定向放疗，只不过现在这种立体定向放疗已不像最初仅用于颅内，现在已经用到身体各部位。最大的突破就是为早期肺癌提供了一个更好的选择。

立体定向放疗相对于常规放疗具有分次剂量高、治疗时间短(1～2周)、生物效应高、治疗效果和正常组织保护好的优势。

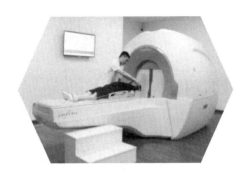

图13 头部γ刀

26. 什么叫赛博刀？

答：赛博刀又名射波刀，又称"立体定位射波手术平台"，又称"网络刀"或"电脑刀"，是一种全身立体定位放射外科治疗设备，是现代肿瘤精准放疗的一种。射波刀拥有灵活的机器手臂，可以360°旋转，还可以做到多个病灶同时治疗，最大的特点就是可以实现影像跟踪，根据部位的特殊结构，选取不同的追踪方式，在影像引导下轻松实现肿瘤的高精确照射治疗，从而可以更为精确地将高剂量照射区落在肿瘤靶区，可以更为精确地照射肿瘤，保护正常组织，对于位于脑干、脊髓等关键器官附近的病灶具有优势。

其呼吸追踪系统可以与肺癌病人的肺部运动同步进行治疗，做到呼吸追踪。

27. 什么叫拓姆刀？

答：拓姆刀是螺旋断层放疗系统（TOMO）的简称，是采用螺旋CT扫描方式治疗癌症的放射治疗设备。简单地说就是螺旋CT机+6MV的直线加速器,该加速器可产生的兆伏级（MV）X射线，既可用于螺旋CT一样诊断疾病，也可以用来治疗癌症患者。TOMO治疗系统采用类似CT的模式，从360°聚焦断层照射肿瘤，靶区适形性佳，剂量分布均匀，使正常组织及器官得到最大限度的保护；具有图像引导放射治疗功能，每次放疗前在治疗机上进行CT扫描，确认治疗体位在三维空间上与治疗计划一致后再行放疗，从而保证了治疗的精确性；可在每次治疗后推算出肿瘤接收到的剂量，从而可以及时调整后续的治疗剂量，从而保证了治疗剂量的准确性。360°的全方位断层扫描照射，可以用于治疗面积较大的肿瘤。

28. 什么叫中子刀?

答：中子刀并非真正意义上的"刀"，是锎-252（^{252}Cf）中子源自动遥控式后装放射治疗系统，融核物理学、放射生物学、自动控制、计算机等多门学科为一体的大型现代放射治疗肿瘤设备，简称"中子刀"。其工作原理是:利用中子射线对恶性肿瘤内乏氧细胞杀伤力大、照射后几乎没有致死(或亚致死)损伤修复、复发率低的独特优势，在确诊肿瘤的位置和体积后，用特制的施源器插入人体腔道内(或植入组织间)，再通过自动控制系统和送源机构将中子源送入施源器中，准确地置于肿瘤病灶部位，按照治疗计划系统事先已规划的治疗方案，对病灶进行确定剂量的区间照射，从而达到最大限度杀死肿瘤组织、保持正常组织的目的。

29. 什么叫质子治疗?

答：质子作为带正电荷的粒子，以极高的速度进入人体，由于其速度快，在体内与正常组织或细胞发生作用的机会极低，当到达癌细胞的特定部位时，速度突然降低并停止，释放最大能量，产生 Bragg 峰（布拉格峰），将癌细胞杀死，同时有效地保护正常组织。整个治疗过程好比是针对肿瘤的"立体定向爆破"，能够对肿瘤病灶进行强有力的照射，同时又避开照射正常组织，实现疗效最大化。由于质子治疗具有穿透性能强、剂量分布好、局部剂量高、旁向散射少等特征，尤其对于治疗有重要组织器官包绕的肿瘤，显示出较大的优越性。

质子射线用于放疗在理论上有其固有的物理优势，但由于建立质子治疗中心投资巨大，技术要求极高，目前只少数国家的医院拥有独立的质子治疗系统。

30. 质子治疗的适应人群有哪些？

答：所有适合放疗的肿瘤患者都是质子治疗的适应人群，尤其对于早期肿瘤患者，质子治疗的 5 年生存率在 80% 以上。由于儿童放射线敏感性高于成人，传统的放疗会造成儿童肝脏、肾脏、脊髓、卵巢或睾丸等重要器官的放射性损伤。质子治疗可以通过精确"立体定向爆破"技术，使重要器官和组织免受损伤，从而解决了儿童患者放疗中的难题。对于有重要器官包绕的肿瘤来说，质子治疗也显示了极大的优越性。质子放疗在未来 20~30 年内可能将会成为肿瘤放射治疗的主流治疗手段。

31. 放疗时会疼痛吗？

答： 我们平常所说的放疗一般都指的是体外放疗，放疗时射线是看不见、摸不着的，患者根本不会有疼痛等不适的感觉。治疗时，技术员会在机房外通过视频监视系统时刻关注患者的情况，并能通过语音互相联系，如患者移动了位置或有其他任何因素引起的不适，技术员会立即停止放疗。当然，还有后装治疗、伽马刀治疗和放射性粒子植入治疗等，治疗时会有些不适或局部麻醉时的轻微疼痛。

32. 放疗过程中需要麻醉吗？

答： 一般所说的放疗是利用直线加速器进行的放疗，常规的放疗过程是很短的，一次治疗多数在十分钟以内。肿瘤进行放疗时，产生的射线具有无痛、无创的治疗特点，并不会像手术等治疗方式直接给人体带来创伤，所以患者在放疗过程中没有疼痛感觉，一般是不需要进行麻醉的。

此外还有后装治疗、伽马刀治疗和放射性粒子植入治疗等，比如后装置管、伽马刀头部定位框架固定、射波刀金标植入等辅助操作需要局部或全身麻醉。另外，对于不能配合治疗的患者，比如婴幼儿、不能自控的或有恐惧心理的成年人，在治疗次数比较少的情况下，可以采用全身麻醉的方式实施治疗。

33. 放疗的副作用大吗？

答：既然放疗作为肿瘤治疗的三大手段之一，其治疗作用是肯定，也是其他手段难以代替的。任何治疗都有一定的副作用，但基本上都是以安全为前提的。放疗也一样，不同部位的肿瘤放疗后副作用也是不一样的，有些部位的肿瘤放疗后患者感觉不到有任何不适。总之，放疗是安全的，疗效是肯定的，副作用是可控的。

34. 放疗会掉头发吗？

答：放疗属于局部治疗，没有照射头部时是不会掉头发的，治疗头部肿瘤时，照射了头部难免会掉头发。不过也不用太担心，治疗结束后头发很快就会长出来的。

35. 放疗会引起出血吗?

答：放疗不但不会引起出血，还能止血。因为放疗不同于手术，不会直接接触患者身体，射线照射肿瘤后会使小的肿瘤血管闭锁，使原本出血的肿瘤止血。对于正常血管来说，特别是较大的动、静脉可以耐受很高剂量的射线照射，不会因为照射肿瘤常规剂量的射线而损伤出血。有时我们可能会遇到有的患者在放疗后出血的情况，那是因为肿瘤浸润破坏了其周围正常的血管，在肿瘤消退的同时受侵的血管未来得及时修复而出血，即使不做放疗，受侵的血管也是会出血的。有些宫颈癌患者因为大出血而入院，通过放疗可以止血。

36. 放疗会把皮肤"烤焦"吗?

答：很多患者担心放疗时射线会把皮肤"烤焦"，其实没这么恐怖。放疗属于局部治疗，可能会使照射区域的皮肤发生放射性皮炎。这里所说的放射性皮炎同太阳暴晒后皮肤发红甚至脱皮是一个概念，所以没有什么可怕的。一般来说位于距皮肤较表浅部位的肿瘤放疗时，出现皮炎的情况会多一些，而位于体内较深部位的肿瘤放疗时皮肤接受的射线剂量非常低，基本上是不会有什么反应的。比如说，像头颈部的肿瘤常常出现颈部淋巴结转移，而颈部的淋巴结一般较表浅，放疗时颈部会受到照射，出现放射性皮炎的情况会多见一些。而像肺癌、胰腺癌等位于胸腹部较深位置的肿瘤，放疗后的皮肤基本上没有任何反应。发生放射性皮炎反应的轻重除了与肿瘤的部位深浅有关之外，还与每个人皮肤的特性和对皮肤的护理以及同时使用其他药物有关。总之，不会像人们传说中的放疗会把皮肤"烤焦"。

37. 放疗会引起恶心、呕吐吗？

答： 在接受放疗、化疗之前，可能很多人都会担心会出现恶心、呕吐。其实并不是每个放疗的患者都会出现恶心、呕吐，很多患者放疗过程中没有任何反应。是否会发生恶心、呕吐的反应主要与放疗要照射的肿瘤部位、个人体质和有没有同时使用化疗药物等有关。一般来讲，位于胃肠道和离胃肠道较近的肿瘤在放疗、化疗同时治疗时出现恶心、呕吐的概率会大一些。还有就是有些疾病本身也会引起恶心、呕吐，有的患者也会误认为是放疗所致。总之，放疗所引起的恶心、呕吐不是每个人都有的，即使有也比较轻微，可以用一些药来预防和治疗的。

38. 放疗会引起腹泻吗？

答：放疗属于局部治疗，如果没有照射到腹部是不会引起腹泻的。只有位于腹部的肿瘤放疗时，如果大部分肠道包括在照射区域内，照射到一定剂量时可能会出现腹泻。有的患者在治疗远离肠道部位的肿瘤时，或刚放疗一两次就出现腹泻而误认为是放疗所致。其实，这只是巧合而已，很有可能与患者进食了不干净或不容易消化的食物以及其他药物有关。再说，我们现在的放疗已经发展到了精确放疗，即使是位于腹部的肿瘤，也有办法尽量避开肠道，使其接受照射的剂量非常低，发生腹泻的情况也就非常少了。

39. 放疗会引起消化道穿孔吗？

答：消化道肿瘤放疗时会有穿孔的风险。这里所说的穿孔并非放疗直接所致，而是肿瘤严重侵犯消化道，在放疗中或放疗后随着肿瘤的消退，受侵的消化道未来得及修复而出现的缺损。如果不治疗，迟早都会"烂穿"的，如果肿瘤侵犯不是特别重，放疗是不会引起穿孔的。比如说，有些食管癌患者在没有治疗前就出现了喝水呛咳的情况，这就可能存在食管穿孔了，喝进的水从食管穿孔处进入了肺。再比如说，有些胃癌患者突然出现腹部剧痛，到医院检查才发现因肿瘤侵犯出现了胃穿孔。

40. 放疗会引起贫血吗？

答：单纯放疗大多不会引起明显的血象下降。血象下降与放疗的部位、放疗的范围以及放疗期间是否同步使用化疗，或以前是否使用化疗有关。因人体的骨髓造血系统对放射线高度敏感，部分患者在放疗过程中会出现血象下降。主要原因为人体造血系统受射线损伤后向血液系统释放的白细胞、血小板和红细胞减少。白细胞和血小板寿命较短，在放疗过程中经常出现白细胞和血小板的下降。而红细胞寿命较长，贫血现象出现较晚或根本不会出现。

41. 放疗期间需要忌口吗？

答：总体来说没有需要特别忌口的东西，不偏食、不忌口，讲究荤素搭配、粗细搭配，提倡高热量、高蛋白饮食，多饮水，适当补充维生素就可以了。当然，有的肿瘤还有些特殊要求，比如消化道肿瘤或治疗过程中对消化道可能造成损伤的肿瘤（如鼻咽癌、肺癌等），应尽量减轻消化道负担，避免干硬刺激食物对消化道的损伤；腹、盆腔肿瘤则要求少渣饮食，因其本身可能引起大便次数增多等问题。

42. 放疗期间吃什么食物好？

答：放疗是用各种不同能量的射线照射肿瘤，以此抑制和杀灭癌细胞的一种治疗方法。但放疗对正常组织细胞也会产生一些副反应。中医认为，放疗期间，由于放射线的"热毒"作用，往往会耗伤人体阴津，导致人出现口干唇燥，舌红少苔，味觉、嗅觉减弱，食欲低下等症状，所以可以多吃一些养阴生津食品，如藕汁、萝卜汁、绿豆汤、冬瓜汤、芦根汤、西瓜等，并且多吃鱼、肉、奶、蜂蜜、新鲜水果和蔬菜等。当然，不同的肿瘤、不同的体质还应该分别对待。总之，对于肿瘤患者放疗期间的饮食结构建议为：

（1）别吸烟、不喝酒。

（2）试着吃一些想吃的食物，高蛋白、高纤维素、高维生素及一定量的脂肪饮食，食物要稀软，容易吸收，避免粗糙、辛辣。必要时可加用肠内营养剂。

（3）为了防止恶心、呕吐，在放疗前后半小时内尽可能不吃太多东西。

（4）照射胃部要特别注意，为了保持胃的形状，吃的

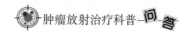

量和时间要和定位那天的饮食尽量一样。

43. 放疗时应该穿什么衣服?

答: 放疗时，一般要把放疗部位暴露出来，可能需要脱掉衣服，所以最好穿比较容易穿脱的衣服。同时，穿舒适的、用纯棉或者织物等柔软材料制作的衣服。别穿太紧的衣服，比如说紧身或束腰的衣服。女士最好别穿连衣裙。还有，不要穿戴珠宝首饰等。

44. 放疗科=放射科吗?

答: 可能很多人都分不清放疗科和放射科，其实这是完全不同的两个科室。放疗科，全名是放射治疗科，同我们所熟悉的外科、内科一样，是一个治疗肿瘤的临床科室。而放射科，亦称作放射诊断科或放射影像科，是一个医技科室。放射科是医院重要的辅助检查科室，临床医生诊断所需的CT、磁共振影像（俗称"片子"），就是在放射科拍摄的。放疗是一个较为复杂的过程，可不像拍个"片子"这么简单了。虽然两个科都与放射线有一定的关系，但所使用的设备是完全不同的。其工作人员组成除了都有医生和技师外，放疗科还有物理师等的参与。

45. 放疗中间可以停吗？

答：很多患者觉得，放疗时间这么长，中间停个几天，休息一下，可以减轻放疗副反应。其实放疗的治疗模式比较固定，而这种设计方式绝不是我们想停就停的。如果中间放疗间隔时间太长，一般来说，再继续放疗的意义不是太大，同时正常组织的损害已经形成，而对肿瘤细胞没有达到理想的剂量，最后的结果很可能是"偷鸡不成蚀把米"。如果不是因为放疗的反应太过明显，或者出现其他并发症必须要停止，一般建议患者不要随便停止治疗，如果不得已要停止治疗，时间不要超过一个星期。

46. 如果在放疗过程中出现不适该怎么办？

答：患者在治疗时，需要保持固定体位不能移动，医生或治疗师会在机房外通过视频监视系统时刻关注患者的动态，并能通过语音互相联系，所以如果治疗过程中需要咳嗽、吞咽，病灶本身引起疼痛不能保持体位，或因模具过紧引起不适等情况，患者在治疗过程中应提示放射治疗师，治疗师会在第一时间停止治疗并进行相应的处理。

47. 放疗前需要做哪些准备？

答：放疗前您需要做好如下准备。

（1）放松心情，如有疑问可向医生和护士询问。

（2）做好个人的清洁卫生工作：如洗澡、理发、剃须（用电动剃须刀）、剪短指甲、头颈部肿瘤放疗时需拔出不健康的牙齿。

（3）准备好宽大柔软的棉质内衣，上衣最好是低领开襟的。

（4）摘除金属饰品、假牙、金属避孕环等，把气管切开的金属套管换成非金属导管。

（5）戒烟戒酒。

（6）对放疗副作用进行了解并有所准备。

48. 放疗期间该如何放松？

答：放疗期间可以采用以下方式进行放松。

（1）在每次放疗前后卧床休息或静坐半小时以上。

（2）带上一些可以让你无暇顾及其他事情消磨时间的东西，比如说一本书、杂志、游戏等，或者织毛衣。

（3）用耳机听听音乐或录音书籍。

（4）慢慢地深呼吸、冥想，或者选择其他任何可以放松的方式。

49. 我想回家了，最后两次放疗不做了行吗？

答：不行。放疗是有一定周期的，放疗期间是不可以在中途中断放疗的，每个部位肿瘤细胞的致死量都是有一定范围的，如果最后两次不继续放疗，剂量肯定是不够的，很可能达不到治疗目的，最终功亏一篑。

建议还是按照医生的治疗计划有始有终完成治疗为好，如果因为特殊情况不能坚持做完的，可以暂停几天或者向自己的主治医生咨询。

50. 放疗一定需要住院吗？

答："因为每天放疗也就十几分钟，放疗后回家，饮食上可能会比住在医院有更好的营养补充，会得到更好的休息，心情压力也会更轻松，更重要的一点是医院的人比较多而且病原比较复杂，在家里避免交叉感染。我是不是可以不住院接受放疗？"很多放疗患者都会有这样的想法。

在实际情况中，首先，放疗医生要根据放疗的方式以及患者的身体情况来决定，在一般的情况之下，最好还是进行住院治疗，因为这样可以观察患者的各项身体数据，从而及时调整治疗方案，这对于疗效的保证有非常大的帮助。其次，放疗是否需要住院，医保也是个很重要的因素，放疗整个疗程的费用需要 1.5 万~5 万元，对于普通家庭来说不是个小数目。据了解，国内支持门诊放疗进入医保结算的并不多。

总之，放疗的患者需不需要住院做放疗要根据剂量的大小以及患者的具体情况来决定，在一般的情况下，推荐最好进行住院治疗。

51. 放疗为什么要在皮肤上做标记？

答：一般体部肿瘤放疗时放疗师会在患者接受照射的皮肤表面放一块东西（或者是做一些标记和涂上彩色墨水），这个东西或标记在患者整个放疗期间都是需要的。放疗师用它来判断患者是否处于正确的位置。小心不要去除它们，如果标记线变淡或模糊不清时要及时告诉放疗师。每次放疗时放疗师根据标记线摆好体位后是不能随便移动身体的，需保持固定姿势至治疗结束。

52. 放疗为什么要进行模拟定位？

答：正因为放疗是一种使用高能射线杀灭肿瘤的治疗手段，所以非常重要的一点是我们需要知道肿瘤在身体的具体部位，周围有些什么样的结构，它们和肿瘤组织是什么样的相对位置关系，其中哪些是需要重点保护的，患者采用什么样的体位比较舒服，什么体位更适合放疗的要求。而这个确定过程就是模拟定位，根本目的就是让放疗能"打得准"。打不准会使正常组织受损，肿瘤照射剂量不足，达不到治疗目的，产生负面影响。"打得准"要求既不能少照或漏照肿瘤（会造成治疗效果不佳），也不能使正常组织受到过多照射（会出现严重并发症/副作用）。

目前最为常见的定位方法有两种，一种是常规模拟机定位，一种是CT模拟机定位。

53. 放疗大厅有辐射吗？

答：我先告诉您，它肯定有辐射。但您别着急。您知不知道，咱们住的房子，脚下的泥土，呼吸的空气，它们同样有辐射。辐射其实广泛存在于我们生活的自然界里。普通房屋的辐射是每年0.4个单位，我们坐飞机去一次芝加哥，辐射是0.12个单位，而每年接受10个单位以下的辐射，是不会致癌的。

辐射委员会规定，放疗工作人员，每年受照射剂量不应该超过20个单位。有测试证实，对于一名常年加班的放疗大厅工作人员，随身携带的剂量牌测量，每年的剂量也仅有0.288个单位——安全剂量的1/69。对于普通公众，国际辐射委员会规定，每年的受照射剂量不超过5个单位，数据统计，放疗对于公众的人均辐射剂量每年仅为0.03个单位，是安全剂量的1/166。对比一下这一组数字，您是不是放心了呢？

54. 什么是放疗的敏感性？

答： 同一放疗剂量的同一种辐射作用于机体后，体内不同细胞受辐射损伤程度的差别很大，有的细胞迅即死亡，而另一些细胞则仍然保持其形态的完整性，此现象即细胞的放疗敏感性。细胞的放疗敏感性与细胞的群体、细胞周期和环境因素等有关。

55. 放疗越敏感的肿瘤疗效越好吗？

答： 放疗的敏感性不等同于临床疗效，放疗的敏感性一般是针对常规放疗（2 Gy/次，5次/周）而言的，对于常规放疗不是很敏感的肿瘤，我们采用大剂量的分次剂量，提高总剂量的方法也一样能杀死肿瘤。

56. 影响放疗敏感性的因素有哪些？

答：不同组织器官以及各种肿瘤组织在受到照射后出现变化的反应程度各不相同，即放疗敏感性。放疗敏感性与肿瘤细胞的增殖周期和病理分级有关，即增殖活跃的细胞比不增殖的细胞敏感，细胞分化程度越高，放疗敏感性越低，反之越高。此外，肿瘤细胞的氧含量直接影响放疗敏感性，例如早期肿瘤体积小，血运好，乏氧细胞少时疗效好，晚期肿瘤体积大，瘤内血运差，甚至中心有坏死，则放疗敏感性低；生长在头部的鳞癌，较在臀部和四肢的肿瘤血运好，放疗敏感性高；肿瘤局部合并感染，血运差（乏氧细胞多），放疗敏感性下降。因此，保持照射部位清洁，预防感染、坏死，是提高放疗敏感性的重要条件。

57. 常见肿瘤的放疗敏感性是怎样的？

答：临床上根据肿瘤对不同放射剂量的反应，将放射线对肿瘤的敏感性分为：

（1）放射高度敏感肿瘤：指照射 20～40 Gy 肿瘤消失，

如淋巴类肿瘤、精原细胞瘤、肾母细胞瘤等。

（2）放射中度敏感肿瘤：需照射 60 ~ 65 Gy 肿瘤消失，如大多数鳞癌、脑瘤、乳腺癌等。

（3）放射低度敏感肿瘤：指照射 70 Gy 以上肿瘤才消失，如大多数腺癌。肿瘤的放疗敏感性与细胞的分化程度有关，分化程度越高，放疗敏感性越低。

（4）放射不敏感（抗拒）的肿瘤：如纤维肉瘤、骨肉瘤、黑色素瘤等。

58. 除了每天一次，一周五次的放疗模式，还有其他的方式吗？

答：常规放疗一般是每天接受一次放疗，一周五天，从周一到周五；放疗可能会持续2~8周，取决于患者的癌症类型和治疗的目标。除此之外，放疗也可以按照其他方式进行，包括：

（1）加速分隔放疗：即加大每天或者每周的剂量，从而减少治疗的周数。

（2）超分割放疗：每天多次，但每次使用的剂量更小。

（3）大剂量分割放疗：每天一次更大剂量的治疗（通常不是每天进行）从而减少治疗次数。

（4）分段放疗：放疗达到一定剂量后，适当休息一段时间再放疗。

这几种分割方式都属于非常规放疗模式，其总的放疗剂量需要换算成常规的等效生物剂量。

59. 放疗和化疗有何区别？

答：这个看似简单的问题，却有很多人总是混淆不清。放、化疗作为肿瘤治疗的两种主要方法，是有着本质区别的。两者的治疗方式、治疗范围、副作用、治疗时间都不相同。简单地说放疗就是用机器或放射源发出射线照射肿瘤，属于局部治疗；而化疗则是用化学药物静脉注射或口服治疗肿瘤，属于全身治疗。两者可以单独使用也可联合使用，具体要根据肿瘤的类型、分期及患者的身体情况而定。

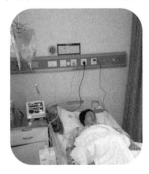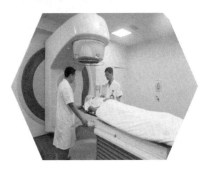

图14　化疗（全身治疗）和放疗（局部治疗）

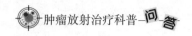

60. 手术、放疗和化疗哪种疗效好？

答：很多肿瘤患者和家属经常会问到这个问题。手术、放疗和化疗作为肿瘤治疗的三大手段，都有着各自的适应证，不能一概而论，很多时候相互之间是不可取代而又综合应用的。很多早期的肿瘤可以单独手术或放疗治愈，而很多中晚期的肿瘤是需要多学科综合治疗的。除此之外，还有靶向治疗、免疫治疗以及中药治疗等都需要根据肿瘤的性质、分期、部位、年龄和体质等进行综合考虑。

61. 什么叫同步放化疗？

答：顾名思义同步放化疗就是放疗和化疗同时进行。近20多年来，同步放化疗，无论是术前同步放化疗、根治性同步放化疗，还是术后同步放化疗，均使得肿瘤患者生存获益。几乎在所有的实体瘤中，同步放化疗均占据着重要地位。

既往同步放化疗主要用于不能手术的局部晚期恶性肿瘤。目前，同步放化疗的适应证已经从局部晚期发展为寡转移晚期肿瘤。对于寡转移恶性肿瘤，同步放化疗相对于单纯化疗可以明显提高患者的局部控制率和远期生存率，其应用和研究也越来越广泛。

62. 同步放化疗的副反应大，我受得了吗？

答：是的，同步放化疗提高了肿瘤的疗效，但同时也使得治疗毒性增大。因此，值得注意的是，同步放化疗的疗效获益是在肿瘤治疗疗效的提高大于正常组织毒性反应的增加的前提下获得的。医生在同步放化疗时会充分对患者的身体情况等多方面的因素进行评估，让患者承受得了，让治疗获益。

63. 同步放化疗"合作"的原理是什么？

答："空间合作"是同步放化疗最重要的合作原理，空间合作是指放疗和与化疗分别作用于不同的解剖部位，放疗主要作用于局部区域病灶，足量的放疗可有效控制局部肿瘤；化疗则作用于全身，对于远处微转移灶具有杀灭作用，而其局部肿瘤控制作用相对较弱。因此，放化疗联合治疗可以使得在局部控制率提高的同时，远处转移率亦有所降低。不仅如此，化疗与放疗具有协同作用，大部分化疗药物具有放疗增敏作用。

64. 放疗引起厌食怎么办？

答：厌食是放疗患者最早、最常发生的现象，尤其是头颈部、胸部和腹部疾病的患者，在治疗过程中胃肠道黏膜或食管黏膜受到损伤，从而导致厌食。出现厌食的情况可采用如下方法进行处理：

（1）患者自行食用开胃的食品，如山楂等。

（2）服用维生素 B_6 或其他增加食欲、帮助消化的药物。

（3）若使用以上药物后厌食症状仍无明显的缓解，患者一定要到医院与医生进行交流，接受医生给予的必要治疗。

65. 头颈部肿瘤放疗前需要做哪些准备？

答：头颈部恶性肿瘤如最常见的鼻咽癌，首选治疗方法是放疗。为了保证治疗的顺利进行，患者需在放疗前做一些准备工作。

（1）口腔护理：放疗前的口腔检查是非常必要的。口腔内环境的好坏会影响到患者治疗期间的生活质量。口腔护理是预防口腔炎症最好的方法。

（2）拔掉烂牙：放疗后2年内一般不建议拔牙。如果发现有严重的龋齿、牙齿松动等要尽早拔除。在放疗前拔牙，等于是祛除了一个感染源，创口能很快愈合，对放疗没有太大影响。创口拆线一周后就可进行放疗。

（3）处理牙周炎：建议到口腔医院或综合医院口腔科进行检查处理。

（4）心理准备：放疗前每个患者应具备正确的认识和积极的态度，既然选择治疗就要好好配合医务人员，要相信自己和医务人员始终是向着一个共同的目标前进的。尽量避免心理过度紧张、压抑。焦虑、抑郁、恐惧可导致免疫力低下，从而使反应增加，生活质量下降，间接影响治疗效果。

（5）其他：矫正贫血，改善全身情况，提高身体素质；戒掉烟和酒，多吃高蛋白、富含维生素的食物；避免劳累和熬夜，合理运动保持体力，注意保暖防感冒。

66. 头颈部肿瘤放疗部位的皮肤如何护理？

答：位于距皮肤较表浅部位的肿瘤放疗时，会使照射区域的皮肤发生放射性皮炎。这里所说的放射性皮炎同太阳暴晒后皮肤发红甚至脱皮是一个概念。具体护理如下：

（1）放疗期间及放疗结束后的3~6个月内，不宜戴耳环及项链。

（2）在放疗期间和放疗后的3个月内，照射区皮肤不使用肥皂、香皂、香水、化妆品、护肤霜、家用药物等。

（3）放疗时和放疗后一年之内，接受放疗的部位尽量避免直接暴露在阳光下。

（4）照射区禁止抓挠、热敷和贴敷膏药及胶布等。

（5）照射区皮肤以暴露为宜（除去衣领），尽量减少手（不要触摸照射区皮肤）、衣领、纸巾等对照射区皮肤的物理刺激。

（6）皮肤有破损时请遵照主管医生的嘱咐去做，切不可自行处理。

（7）需要提醒患者保护皮肤标记的清晰，不能私自涂改，保持皮肤的清洁干燥等。

（8）放疗结束后仍应注意放疗处皮肤的保护。不用刺激性药物和涂抹护肤品。可用清水轻轻冲洗，不能用力擦洗。

67. 头颈部肿瘤放疗时放射性口腔黏膜炎如何护理？

答： 头颈部肿瘤临近口腔，放疗时可能会引起不同程度的放射性口腔黏膜炎，具体护理如下：

（1）饮食调理（忌酸、辣、热、咸，建议软食或半流质，以优质蛋白为主的饮食）。

（2）加强口腔卫生（盐水、苏打水、医用漱口水，使用软毛牙刷）。

（3）临床药物干预（促进黏膜修复），如：康复新液、表皮生长因子等。

（4）止痛，可服用止痛药或含漱麻醉液等。

（5）抗生素、类固醇激素谨慎使用。

68. 什么叫放射性食管炎？

答：食管肿瘤或紧邻食管的肿瘤放疗时可能会出现食管黏膜的炎性反应，即放射性食管炎。放射性食管炎常见于放疗后1周或数周内，放射线对食管黏膜产生损伤后，患者进食时可伴咽喉疼痛、烧灼感、吞咽不适，尤其在进食刺激性食物时，可引起明显的上述症状，一般症状较轻，多不影响治疗继续进行，在放疗结束后很快就可以恢复。

69. 放射性食管炎如何护理？

答：食管肿瘤或紧邻食管的肿瘤放疗时可能会出现食

管黏膜的炎性反应，此时的饮食等护理尤为重要。

（1）饮食选择以高热量、高蛋白、高维生素和易消化饮食为宜，忌食干硬的刺激性食物。

（2）保持口腔清洁，多饮水以清洁食管。

（3）口咽疼痛的患者，可用生理盐水加利多卡因慢慢咽下，能达到消肿、止痛、消炎的目的，同时，应控制食物温度、进食速度、进食量等。

（4）放射性食管炎症状严重者可出现胸部疼痛、发热、呛咳等，要及时和医生联系，请医生处理。

70. 什么叫放射性肺炎？

答：放射性肺炎与我们平常所说感染细菌或病毒引起的肺炎是不同的，它是指一定体积的正常肺组织受到一定剂量射线照射后所产生的急性无菌性炎症反应。通常的临床表现为咳嗽、气短、发热等，咳嗽多为刺激性干咳，气短程度不一，轻者只在用力活动后出现。放射性肺炎的发生除了与肺受照射的体积、剂量有关外，还与患者的年龄、既往肺功能情况、肺组织受照射的部位以及化疗药物的应用等有关。放射性肺炎多数是可逆的，肺癌患者接受胸部照射发生严重性肺炎的概率仅仅在 $1\% \sim 3\%$。

71. 什么叫放射性肠炎？

答：放射性肠炎是妇科恶性肿瘤、男性前列腺等腹、盆腔恶性肿瘤放疗的常见副反应。一般发生于放疗的 2～3 周，由于肠上皮细胞在射线作用下出现变性脱落，肠黏膜变薄，毛细血管扩张，肠黏膜充血水肿，出现腹痛、腹泻、肛门坠胀、里急后重、黏液便或血便等临床表现。

放射性肠炎可自愈，但为了提高患者的生活质量，还是妥善干预为好。

72. 放射性肠炎如何处理？

答：盆腔器官照射后直肠黏膜发生改变一般发生于放疗的 2～3 周，轻微的放射性肠炎无须用药。每天注意观察肛周情况，每次便后用温水清洁肛周。每日保持 2 500 ml 的水分摄入，充足的水分摄入可以促进肠道良好运动，减少机械性刺激。少吃多餐，进食高蛋白、高热量及富含维生素的低纤维素食物（蔬菜选嫩叶、花果部分，瓜果应去皮，果类用果汁等）；忌食产气、生、冷、辛辣刺激、油腻食品。

较重的放射性直肠炎一般发生于放疗 3 周后，处理方式：保持肛门及会阴部清洁，穿宽松内裤。用消化道黏膜保护剂：蒙脱石散，口服；腹泻次数多，可口服洛哌丁胺（易蒙停）等，抑制肠蠕动，延长肠内容物的滞留时间。每晚保留灌肠。

目前的放疗基本上为精确放疗，严重的放射性直肠炎已很少发生。

严重的放射性直肠炎处理方式：暂停放疗，可在肛门、会阴部热敷以减轻症状，口服或经肛门应用消炎药物。营养支持，对腹泻严重者给予静脉营养补充能量、电解质，增加微量元素及维生素等营养物质摄入，纠正贫血和低蛋白血症状况。

饮食原则

（1）少食多餐：减轻肠道负担，以少食多餐方式补充营养摄入量。

（2）高热能、高蛋白质：补偿长期腹泻而导致的营养消耗，根据个人消化吸收耐受情况循序渐进地提高供给量。蛋白质每日每公斤体重 1.5 g，其中优质蛋白占 50% 为好。高蛋白食物包括：瘦肉、鱼、虾、蛋、奶、豆制品、坚果等。

（3）限制脂肪和膳食纤维：腹泻常伴有脂肪吸收不良，严重者伴有脂肪泻。因此膳食脂肪量要限制，应采用少油的食物和少油的烹调方法。避免食用含刺激性的和纤维素高的食物，如白薯、萝卜、芹菜、韭菜、菠菜、小白菜、油麦菜等和某些水果（香蕉、猕猴桃、橘子等），以及带刺激性的葱、姜、蒜等。

73. 口腔癌精确放疗与普通放疗的区别？

答：普通放疗为以前经常采用的对穿（二维）照射技术，其技术简单，照射范围大，放疗副反应较重。精确放疗通过计算机的辅助，可以根据肿瘤的大小调整照射范围和放射野大小，可以更好地保护正常组织。如口腔癌采用精确放疗，可以更好地保护舌、舌下腺、腮腺、下颌骨等重要器官，同时可以减轻口干、味觉减退、口腔疼痛等放疗的副反应，并且在治疗结束后副反应有机会缓慢消失。

74. 头颈部肿瘤患者放疗后为什么会出现口干？

答：正常人的唾液由腮腺、颌下腺和舌下腺分泌。唾液的主要功能是保持口腔湿润，并且帮助食物消化。而头颈部肿瘤患者在放疗过程中，腮腺、颌下腺和舌下腺的大部分都在照射野之内，而以上腺体受到一定剂量的照射后，腺体的腺细胞被破坏，故腺细胞分泌的腺液变少，唾液少而黏稠，所以头颈部肿瘤患者在放疗过程中经常出现口干的现象。

75. 头颈部肿瘤患者放疗后如何防治口干？

答：口干是头颈部肿瘤患者放疗后经常出现的症状，可以通过以下几个方面进行预防和治疗。

（1）精确放疗可以更好地保护腮腺、颌下腺和舌下腺分泌唾液的功能，从而减轻口干的症状。

（2）在治疗过程中多次饮水，多食用富含维生素的食物，如蔬菜、西瓜、梨、草莓等。

（3）少吃辛辣食物，忌烟酒，慎用补药，如人参。

（4）注意口腔卫生，多漱口。

（5）配合生津的中药进行调理。

76. 早期鼻咽癌精确放疗治愈率高吗？

答：鼻咽癌对放射线较敏感，因此早期鼻咽癌精确放疗治愈率高，治疗效果好。早期鼻咽癌经过正规系统的治疗，5年生存率可达80%以上，尤其是采用调强放疗后，鼻咽癌可获得更长的生存时间。鼻咽癌采用调强放疗，在提高放疗剂量的同时可更好地保护正常组织，且放疗后口干、耳鸣、味觉减退、听力下降等副反应明显下降，经过逐步恢复和相应的治疗，上述副反应可得到缓解。

77. 肺癌先化疗还是先放疗？

答： 肺癌的治疗方案不能一概而论，需根据肿瘤分期、患者自身状况而定。肺癌早期且拒绝手术的患者，如一般状况良好，可进行单纯放射治疗；全身多发转移，没有局部治疗指征的肺癌晚期患者，化疗为主要治疗手段；局部晚期患者无手术条件，但一般状况良好，可进行同步放化疗。

78. 肺癌晚期放疗后能活多久？

答： 肺癌放疗后存活时间因人而异，是不能确定的。根据肺癌的病理类型、分期、治疗情况以及基因检测的亚型，可以大致判断其预后，但是无法确定患者的存活时间。如小细胞肺癌存活时间要比非小细胞肺癌普遍短得多。腺癌和鳞癌的存活时间也不同。即使同一种鳞癌或者腺癌，存活时间也不同。除病理类型外，肺癌的基因亚型不同，存活时间也不同。比如，肺癌脑转移属肺癌晚期，如果不治疗一般生存期只有1~3个月，通过放疗等综合治疗后，平均生存期约12个月，当然也有3~5年长期生存者。

79. 哪些肺癌患者适合放疗?

答: 肺癌是全球范围内最常见的恶性肿瘤,占我国和西方国家肿瘤死因的首位。在肺癌的治疗中放疗可用于不同类型的各期肺癌。放疗作为肺癌治疗的重要手段,主要包括根治性放疗、姑息性放疗、减症放疗以及预防性放疗等。

肺癌可分为Ⅰ、Ⅱ、Ⅲ、Ⅳ期,Ⅰ期和Ⅱ期即我们平时所说的早期,Ⅲ期对应中期,Ⅳ期则是晚期。其中非小细胞肺癌占所有肺癌患者的80%~85%,小细胞肺癌占15%~20%。

非小细胞肺癌的放疗

(1)早期患者:早期肺癌患者首选手术治疗,但如果患者存在不适合手术的情况(高龄、高血压、合并心脏病、肺功能不全等其他不能耐受手术的病症或肿瘤位置不适合手术)或拒绝手术,可选择立体定向放疗。近年来,立体定向放疗对早期非小细胞肺癌的治疗是放疗领域的一大突破,疗效已经能媲美手术,是国际公认的标准治疗,具有时间短、疗效高、副作用小等优点。

(2)手术后切缘阳性或有淋巴结转移的患者:如果术后病理发现切缘阳性或有纵隔淋巴结转移,建议同步接受放化疗,或根据患者身体情况进行个体化治疗。注意,切缘阳性的患者，放疗应尽早开始。

（3）局部晚期患者：局部晚期非小细胞肺癌是指已伴有纵隔淋巴结（N2）和锁骨上淋巴结（N3）转移，侵犯肺尖部和纵隔重要结构（T4），用现有的检查方法未发现有远处转移的非小细胞肺癌。临床分期为Ⅲ期。据文献报道局部晚期非小细胞肺癌占非小细胞肺癌的60%~70%，占全部肺癌的50%左右。这类患者通常肿瘤侵犯了重要结构，纵隔里有淋巴结，不建议直接手术治疗；有手术可能者，也是建议诱导放、化疗，等肿瘤缩小后，再进行手术治疗。目前各指南推荐的标准治疗方案为同步放化疗。

（4）晚期患者：有广泛转移的Ⅳ期非小细胞肺癌患者，部分可以在化疗的基础上做放疗，达到姑息减轻症状的目的。合理结合放化疗、靶向治疗，对患者可以起到减轻痛苦、提高生活质量、减慢肿瘤进程等作用。

当患者全身治疗获益明显时，可以考虑采用立体定向放疗技术等治疗残存的原发灶和（或）寡转移灶，争取获得潜在根治效果。当出现脑转移或骨转移时，放疗可以起到很好的姑息治疗作用。

（5）复发的患者：对于那些接受根治性手术治疗后复发的患者，放疗是其局部治疗的最佳选择，放疗后较长时间复发的患者，也可以考虑再次放疗。

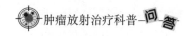

小细胞肺癌的放疗

（1）局限期患者：Ⅰ期患者建议手术加辅助化疗，术后建议做预防性全脑放疗。Ⅱ~Ⅲ期患者的治疗原则为放化疗联合，可选序贯或同步化放疗，序贯治疗推荐先行2~3个周期诱导化疗后行同步化放疗。如果患者不能耐受，也可行序贯化放疗。在肺内病灶经治疗达到完全缓解后推荐行预防性全脑放疗，达到部分缓解的患者也推荐行预防性全脑放疗。

（2）广泛期患者：Ⅳ期小细胞肺癌患者，建议采用化疗为主的综合治疗方法，远处转移灶经化疗控制有效后加用胸部放疗可提高肿瘤控制率，延长生存期；在化疗有效的情况下，做预防性脑部照射也可以降低小细胞肺癌发生脑转移的风险。如出现骨转移剧烈疼痛或脑转移影响功能等情况时应尽早放疗。

80. 食管癌放疗与化疗可以同期进行吗？

答：总的来说，放疗和化疗的组合方式有三种，一种是同步放化疗，一种是交替的放化疗，还有一种是序贯的放化疗。也就是说放疗和化疗一起做；另外就是先做完化疗，再做放疗；或者做一部分化疗以后，接着做放疗，最后再做辅助的化疗。同步的放化疗疗效是最好的，但是它的副作用也是最大的。所以说能否进行同步的放化疗，主要根据患者的分期以及患者的身体状况。如果患者的病期需要进行同步放化疗，而且患者的身体状况也能够耐受同步放化疗，医生就可以给患者选择进行同步的放化疗。

81. 食管癌放疗疗程需要多久？

答：一般情况下，食管癌放疗疗程与患者的病情相关，此外，不同地区的放疗疗程也不相同。我国和日本一般给予食管癌患者60 Gy左右，疗程为6周。美国和韩国一般给予食管癌患者50 Gy左右，疗程为5周。对于早期食管癌患者，可以增大每次的照射剂量，减小照射次数。如果患者的体质较弱，需减小每次的照射剂量，同时增加照射次数。

82. 食管癌晚期放疗后能活多久？

答：食管癌放疗过后存活时间存在个体差异。病理类型、病理分期及其生物学行为，对预后有很大的影响。比如早期食管癌接受放疗或者接受手术后，预后非常好，有些患者可以达到完全治愈。但是如果肿瘤已经发展到晚期或者局部晚期，治疗的疗效较差，预后也差，存活时间相对较短。当然，这只是一般而言，凡事都有例外，一部分晚期肿瘤通过精心治疗可获得长期生存，创造生命的奇迹。图15所示为一77岁食管癌患者手术后巨大脑转移放疗前与放疗后2年的CT和磁共振检查结果。

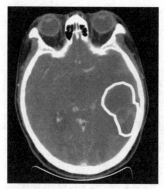 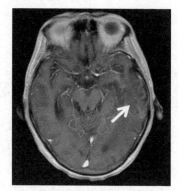

放疗前病灶大小
6.3 cm×4.8 cm×4.0 cm

放疗后2年病灶消失

图15　食管癌患者手术后巨大脑转移放疗前后影像学对比

83. 乳腺癌术后放疗的作用？

答：目前乳腺癌治疗非常规范，治疗方案比较成熟。患者就诊首先评估是否可接受手术治疗，如手术治疗存在困难，可先进行数个周期新辅助（术前）化疗，肿瘤缩小后评估患者情况，判断是否可进行手术切除。如患者直接手术治疗，则需术后评估病理情况，评价是否需术后放化疗，术后化疗属补充治疗，化疗后进行放疗。术后放疗最重要作用在于降低复发风险。

84. 乳腺癌放疗的最佳时间？

答：乳腺癌的治疗方法包括手术、放疗、化疗、靶向治疗以及内分泌治疗等，不同阶段采用不同方案进行治疗。乳腺癌保乳术后必须进行放疗，先通过6~8个周期的辅助化疗，化疗结束后6个月之内再进行放疗，可降低远处转移、局部复发。对于切缘阳性、不愿接受手术的患者，放疗安排时间应尽可能提前，甚至在化疗之前先进行放疗，然后再进行有效的全身治疗。

85. 乳腺癌放疗有什么注意事项？

答：乳腺癌放疗主要注意以下问题。

（1）皮肤反应副作用，乳腺癌患者胸部皮肤属放疗重要靶区之一，放疗剂量较高易发生副作用，需注意保护照射野皮肤，避免不良刺激，尽量穿纯棉柔软内衣，减少酸性、碱性沐浴露刺激等。

（2）乳腺癌放疗患者通常已接受6~8个周期辅助化疗，化疗后患者骨髓储备能力逐渐下降，放疗期间易发生白细胞、血小板下降等情况，需注意密切监测血象，及时医疗介入。

86. 乳腺癌放疗的副作用有哪些？

答：乳腺癌放疗的具体副作用如下。

（1）皮肤反应：表现为局部皮肤发红、变黑，甚至形成溃疡。

（2）部分患者咽喉部在照射野之内，放疗期间会产生吞咽不适、咳嗽。

（3）对肺部、心脏均有一定影响。

随着现在放疗技术发展、设备改进，以及医生对放疗并发症的重视，严重放疗并发症已极其罕见，绝大多数患者症状轻微，均可耐受。

87. 乳腺癌放化疗后须注意些什么？

答：乳腺癌放疗后的照射区域是比较脆弱的。物理、化学的刺激均会对患者照射区域的愈合造成影响。所以放疗后患者的皮肤出现瘙痒后，患者搔抓以及涂抹刺激性液体均不利于患者恢复。患者应减少对照射区域的刺激。部分患者肺部可能会受轻微的影响，应尽量预防感冒，减少呼吸道感染的机会。术后化疗对患者的影响持久，部分患者化疗后产生持续的骨髓抑制，白细胞持续减低。这种情况建议患者遵循医嘱服药，补充营养，加快恢复。

88. 宫颈癌放疗痛苦吗？

答：宫颈癌的放疗由外照射放疗和近距离后装放疗两部分组成。外照射放疗目前临床采用精准的放疗技术，相对于传统放疗而言，严格控制其放疗范围，对正常组织有很好的保护作用，副作用相对较少，患者的舒适度及依从性也相应增加。因此，外照射放疗是没有痛苦的。而近距离后装放疗需要将施源器、引导丝和管经阴道放入患者体内肿瘤部位，会有一些不适，但也不会太痛苦。若是患者过于担心这种不适，也可以采用麻醉后进行治疗。

89. 宫颈癌放疗后的生活质量怎么样？

答：随着放疗技术的进步，放疗副作用，如膀胱炎、放射性直肠炎等发生率很低，影响放疗后生活质量的主要是3~4级的治疗并发症，如放射性膀胱炎、放射性直肠炎、出血、疼痛、不适感，影响日常生活和休息，甚至贫血，需要住院治疗，目前发生率在3%~5%，目标控制在1%以下。宫颈癌发病率趋于年轻化，如阴道内无广泛侵犯，通过调强放疗和三维适形放疗，不影响性生活。

90. 宫颈癌一般放疗几次？

答：宫颈癌放疗分为两部分，一部分为外照射部分，每周需要进行5次治疗，照射5周；另一部分为腔内照射，需要进行5~6次治疗，以上两部分放疗次数共计约30次。临床上，宫颈癌以手术、化疗、放疗、靶向治疗为主要治疗方法，放疗在宫颈癌治疗中扮演着非常重要的角色，根据国际上最新研究资料，放疗联合化疗可明显提高宫颈癌的控制率，提高患者生存质量，所以同步放化疗已为宫颈癌的主要治疗策略。

91. 早期宫颈癌手术后需要放疗吗？

答：早期宫颈癌手术后是否需要化疗，主要根据术后病理分期来决定。具体情况如下：

（1）宫颈癌Ⅰa期的患者不需要放疗。

（2）宫颈癌Ⅰb1期和Ⅱa1期，术后如果有切缘阳性、淋巴结阳性、宫旁浸润等高危因素存在，则需做盆腔外照射和顺铂同期化疗。

（3）宫颈癌Ⅰb2期和Ⅱa2期的患者，即使无高危因素，也需术后放疗，可采取盆腔外照射、同步化疗或加阴道近距离治疗。

92. 宫颈癌放疗后如何随访？

答：宫颈癌放疗后随访非常重要，能及时、早期发现复发宫颈癌部位。宫颈癌根治性放疗后，没有任何症状时，2年内3个月一次随访；如2年没发现复发迹象，2~5年6个月一次随访；如5年内没有复发，再次复发概率非常低，5年后，一年一次终身随诊。治疗后坚持正常随访，可及时发现阴道感染、阴道狭窄、放射性膀胱炎、直肠炎，给予指导和处理，改善生活质量。

93. 宫颈癌晚期放疗有用吗？

答：宫颈癌晚期放疗主要是姑息性放疗，通过放疗，局部得到治愈，症状完全缓解，生活质量改善明显。晚期宫颈癌，如骨转移、颈部淋巴结转移、腹主动脉旁淋巴结转移及复发再转移，可放疗。放疗是晚期宫颈癌有效缓解症状的治疗方法，配合全身化疗、免疫治疗、靶向治疗，能得到长时间的缓解，甚至生活可以自理，要重视宫颈癌

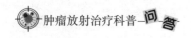

晚期放疗。

94. 宫颈癌的放疗适应证？

答：宫颈癌放疗适应证较广泛，主要如下。

（1）对于中晚期宫颈癌患者，放疗是根治性的治疗方法。

（2）对于早期宫颈癌术后有复发高危因素的患者，如淋巴结转移、切缘阳性、血管内癌栓，应进行术后的辅助性放疗，可降低50%的复发率。

（3）对于术后复发的患者，应首选放疗，再次获得治愈的机会较高。

（4）对于有远处转移的晚期患者，放疗具有止痛、提高生活质量的作用。

95. 中晚期宫颈癌的最佳治疗方法是什么？

答：中晚期宫颈癌的最佳治疗方法为放化疗，其主要原因如下。

（1）放疗可杀灭肿瘤细胞，如Ⅰ期宫颈癌，其放疗的5年生存率与手术相当。

（2）中晚期宫颈癌侵犯范围较广，由于手术切除范围有限，故无法完全切除病变组织，术后复发风险较大，而放疗的范围较广，无过多的手术限制，可杀灭手术无法切除的肿瘤组织。

（3）术后再进行放化疗，可使其并发症加重。

96. 直肠癌放疗后能痊愈吗？

答： 直肠癌进行放疗多数为配合手术治疗，起锦上添花的作用。多数患者接受直肠癌放疗后，会接受手术或于手术后接受放疗，但有20%患者接受放疗后，肿瘤可完全消退，此时如患者坚决不愿手术或手术给患者带来极大风险，患者身体无法耐受手术时，也可选择等待与观察。但通常情况下，推荐患者进行手术治疗。

97. 直肠癌术前放疗好还是术后放疗好？

答： 直肠癌术前放疗与术后放疗的主要目的是巩固手术治疗效果，降低局部复发风险。目前国际上更为推荐术前放疗。术前放疗有其独特优势，可使肿瘤降期，使肿瘤最大限度缩小，保证手术安全切除，抑制肿瘤活性，减小术中播散概率。术前放疗可观察肿瘤放疗后效果，指导术后辅助治疗方案，并可增加患者保肛概率，提高患者生存

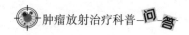

质量。

98. 直肠癌术后放疗指征？

答：直肠癌患者接受根治性手术后是否需要补充放化疗与手术的分期、方式有关。如患者术后病理报告为T3、T4，伴有淋巴结转移或癌结节，则术后推荐进行补充放化疗。放化疗目的为巩固手术疗效，降低局部复发风险，如患者术后分期相对较早，其放疗与脉管癌栓、神经受侵、手术方式、淋巴结清扫总数等有关，需通过病理报告，由主管医生与患者详细沟通后制定术后治疗方案。

99. 直肠癌的放疗疗程需要多久？

答：直肠癌主要还是通过手术来治疗，单纯的根治性的直肠癌的放疗相对应用较少。如果患者坚决拒绝手术，或者一些体弱的患者不能进行手术，我们也可以尝试单纯的根治性的放疗。单纯的根治性的放疗大概要照射7周，每周照射5次，每次的时间根据技术的不同，可能需要5~10分钟。另一种是直肠癌的辅助的放疗，辅助的放疗包括术前放疗或者术后放疗，术前或者术后的放疗需要照射5~6周，每周5次，每次根据治疗的技术不同，需要照射5~

10分钟。还有一种是直肠癌的姑息的放疗，根据姑息治疗的部位不同，可以照射3~5周。

100. 直肠癌放疗后有哪些不良反应？

答：直肠癌放疗后的不良反应主要表现如下。

（1）皮肤不良反应：放射部位皮肤出现色素沉着，发红甚至变黑，一些患者出现皮肤破损、感染，此不良反应为放射线经皮肤累积一定剂量造成。

（2）消化道不良反应：出现恶心、呕吐、腹泻症状，此反应与小肠受到放射线照射有关。

（3）泌尿道不良反应：表现为膀胱炎，可能出现尿急、尿频、尿痛等尿路感染症状。

目前的放疗基本上都是采用精确放疗，随着现在放疗技术进步、设备改进，以及医生对放疗不良反应的重视，严重放疗不良反应已极其罕见，绝大多数患者症状轻微，均可耐受，甚至放疗结束后没有任何感觉。

101. 前列腺癌可以放疗吗？

答：前列腺癌主要治疗方法为手术、放疗、内分泌治疗，因此前列腺癌可以放疗。局限性前列腺癌患者进行根治性手术和放疗可治愈；部分年纪较大，患有心血管或脑血管疾病等不能耐受手术患者，进行根治性放疗可达到良好治疗效果；前列腺癌术后有残留或术后复发高危因素患者，辅助放疗可降低患者局部复发率，提高长期生存率；前列腺癌术后已出现复发患者，放射治疗可缩小肿瘤、缓解症状，达到姑息性治疗效果。

102. 前列腺癌手术后还需要放疗吗？

答：前列腺癌患者术后是否需要进行放疗，与病理情况相关，前列腺癌术后需要放疗的情况主要如下。

（1）切缘阳性：表明可能有部分肿瘤残留在患者体内，一般需进行放疗。

（2）突破前列腺包膜或精囊受侵：如果肿瘤突破前列腺包膜或侵犯直肠等其他器官，可能会有肉眼观察不到的肿瘤细胞残留于人体，需接受术后放疗。

（3）Gleason评分较高：一般Gleason评分大于8，患者比较容易出现复发情况，建议患者术后进行放疗。

（4）盆腔淋巴结转移：盆腔淋巴结转移的患者出现局部复发的概率较高，一般需进行术后放疗。

103. 转移性前列腺癌放疗管用吗？

答：前列腺癌发生转移后，治疗效果会降低。建议患者在全身治疗的基础上，结合局部放疗，一般可以获得较好的治疗效果。前列腺癌出现转移后，患者需进行内分泌治疗及化疗等全身性治疗，在全身治疗基础上进行局部放疗，一般可以延长患者的生存期。目前，随着放疗技术的发展，局部进行大分割照射，5 年局部控制率可以达到 95% 以上，一般可以获得较好的治疗效果。

104. 前列腺癌需要放疗几次？

答：前列腺癌需要放疗几次与放疗模式相关。传统的放疗一般需要照射 35~40 次，即放疗需要 7~8 周。另外，研究表明，增大每次使用的剂量（一般不超过 3 Gy），减少照射次数，同样也可以达到传统放疗的治疗效果。此外，还有一种放疗模式，每次使用的剂量超过 6.5 Gy，照射 5 次完成放疗，但治疗风险较大，可造成直肠的放射性损伤，患者长期存在脓血便、肛门下坠感，给患者的生活带来不便，一般仅适用于早期患者。我国的中晚期患者较多，不建议患者使用大剂量照射。

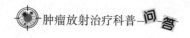

105. 前列腺癌放疗的效果怎么样？

答：前列腺癌放疗临床常用于局部晚期患者的治疗。放疗后需结合内分泌治疗，患者预后较佳，5年生存率可达80%。放疗效果亦与Gleason评分，即前列腺癌细胞恶化程度有关。如评分为2~6分，5年生存率可达70%~80%。评分>8分，则预后不佳，5年生存率约50%。评分为8~10分，5年生存率20%~30%。前列腺癌局部放疗效果较佳。如癌细胞恶性程度较高，常伴癌细胞转移或其他风险。

106. 前列腺癌能活多久？

答：前列腺癌的总体生存期较长，与肝癌、肺癌、胃癌等肿瘤相比较特殊。早期、中期的前列腺癌，通过手术、放疗等可达到治愈或长期生存；晚期前列腺癌的生存期主要跟生活方式、PSA值、患者自身的免疫状态、年龄等密切相关，若积极治疗，预后也较理想，多数患者通过积极治疗可生存5年以上。

107. 肝癌的放疗适应证？

答：原发性肝癌放疗适应证如下。

（1）肿瘤局限，但肿瘤临近或侵及周围大血管，或肝功能差，或有严重合并症而无法接受手术切除，或拒绝手术的患者。

（2）手术切除不彻底的患者。

（3）介入治疗后，尤其是介入治疗后仍有病变残留或复发的患者。

（4）门静脉、肝静脉或下腔静脉瘤栓，腹腔或腹膜后淋巴结转移的患者。

（5）远地转移，如肾上腺、骨、脑转移等。

108. 肝癌术后还需要辅助放疗吗？

答：中央型肝癌多位于肝脏深在部位，且肿瘤临近或侵犯肝门部血管主干，手术切缘常常不足 1 cm，为保护血管主干，即使接受了手术，但肿瘤往往临近基底切缘，研究显示切缘小于 1 cm 或切缘阳性显著增加术后复发率，降低总生存率。因此，中央型肝癌即使行肝中叶切除术，术后仍有必要采取进一步治疗，弥补手术切缘不足。术后放

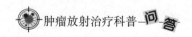

疗有望降低中央型肝癌复发率，进而提高疗效。

109. 放疗在胰腺癌治疗中的价值如何？

答：绝大多数胰腺癌就诊时不能手术切除，放疗是绝大多数胰腺癌患者的主要治疗选择，放疗可以提高患者的生存率，并改善症状和生存质量。主要适应证如下。

（1）局部晚期胰腺癌，是放疗的主要适应证。

（2）晚期胰腺癌的止痛放疗（腹痛或者骨转移造成的疼痛等）。

（3）胰腺癌术后肿瘤切缘不净或肿瘤残存者（R1 或R2 手术）。

110. 胰腺癌术前放化疗和术后放化疗相比有何优势？

答：胰腺癌术前放化疗同术后放化疗相比有以下优势。

（1）不必推迟放疗时间，据报道 25% 的胰腺癌患者因需要术后恢复，术后放疗需要推迟到 10 周后进行，甚至因术后恢复差，放弃了术后放疗。

（2）在术前放疗期间出现远地转移的患者避免了不必

要的剖腹探查。

（3）术前放化疗可以降低局部肿瘤分期，提高切除率。

（4）术前放化疗可以防止手术操作造成的腹腔内种植转移。

111. 胃癌术后需不需要放疗？

答：胃癌根治术后局部和周围淋巴结复发率高，术后进行放化疗，可以降低局部或者区域复发率，提高生存率。胃癌术后以下情况需补充放疗：

（1）原发肿瘤切除是彻底的，但是淋巴结清扫范围不够，也就是达不到D2手术切除，这种患者要通过放疗来弥补。

（2）原发肿瘤就没切干净，有肉眼残留或者是镜下残留，术后也是需要做放疗的。

（3）做了标准的原发肿瘤的彻底切除，淋巴肿瘤清扫得也很彻底，但是切下来以后发现淋巴结转移的概率很高，这种患者即使做了所谓的根治术，但是局部区域复发的概率是很高的，在这种情况下也要要求患者在术后做放疗。

因此，胃癌术后放疗有非常广泛的适应证。

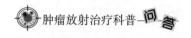

112. 膀胱癌的放疗适应证？

答：手术治疗是膀胱癌最好的治疗方式，不能手术的患者是可以进行放疗的。膀胱癌放疗的适应证有：

（1）表浅型，病理分化差的患者，经尿道肿瘤切除后配合术后同步放化疗可以提高局部控制率和长期生存率，可作为无法接受全膀胱切除或膀胱灌注治疗的一种选择。

（2）肌壁浸润型病例，经尿道膀胱肿瘤最大限度切除配合术后同步放化疗可作为根治性膀胱切除的替代治疗。

（3）存在手术禁忌证的患者或拒绝手术的肌壁浸润型膀胱癌病例，可行最大限度经尿道膀胱肿瘤完整或大部分切除后再行根治性放疗或同步放化疗。

（4）局部晚期膀胱癌或盆腔淋巴结转移膀胱癌通过术前放疗或同步放化疗可能降低临床分期，提高切除率。

（5）术后切缘不净等具有局部复发高风险病例，通过术后同步放化疗可以提高局部控制率和生存率。

（6）放疗是晚期不可手术病例姑息减症治疗的重要手段，能有效改善血尿、疼痛、尿频、尿急和排尿困难等症状，提高生活质量，并综合姑息化疗，延长患者生命。

（7）膀胱鳞癌通过术后辅助放疗可提高局部控制率，膀胱小细胞癌通过术后同步放化疗可提高生存率。

113. 子宫内膜癌可以放疗吗？

答： 放疗是子宫内膜癌有效的治疗手段之一，可以单独使用，也可以配合手术治疗。

（1）单纯放射治疗：适用于各期子宫内膜癌，放疗包括体外照射和腔内照射两部分。

（2）术前放疗：术前放疗的目的是降低癌细胞的活性，减少癌细胞种植和转移的概率；缩小肿瘤范围，提高手术切除率。术前放疗适应范围主要针对Ⅲ、Ⅳa期患者。

（3）术后放疗：给可能潜在的亚临床病变区域进行预防照射，而提高疗效；对有残留的病灶区域进行照射，以减少复发。

114. 颅内肿瘤放疗效果如何？

答： 颅内肿瘤放疗效果与多种因素有关，具体如下。

（1）肿瘤性质：胶质瘤Ⅲ级、Ⅳ级患者，肿瘤范围较小且基因表达情况较好，术后综合治疗及术后放疗疗效较好。

（2）方案设计：因颅内组织是中枢神经组织，非常重要，放射治疗方案应个体化，如果方案设计好，分割剂量运用好，则疗效较好；如果方案设计欠缺或靶区勾画比较粗糙，则疗效较差。

（3）医生经验：医生经验丰富，可根据具体情况制定个体化放射治疗计划，降低副作用同时获得最好疗效。

115. 脑胶质母细胞瘤Ⅳ级放疗有用吗？

答：WHO将脑胶质母细胞瘤分为四级：Ⅰ、Ⅱ、Ⅲ、Ⅳ级，恶性脑胶质母细胞瘤为Ⅲ级和Ⅳ级，Ⅳ级是多形性胶质母细胞瘤，肿瘤生长特点为边界不清晰，手术不能完整切除，治疗规范是在外科医生尽量完整切除肿瘤的前提下，对不能切除的肿瘤细胞进行术后放疗，可达很好局部控制率，因此建议Ⅳ级多形性胶质母细胞瘤以及Ⅲ级间变性星形母细胞瘤患者术后4~6周内开始放疗。神经系统放疗对技术要求非常高，需要精确、规范，医生和物理师共同配合，使剂量分布均匀达到最佳效果，延长患者生存期。

116. 做完脑瘤手术后多久可以放疗？

答：脑瘤术后多久可放疗据病情而定，如脑胶质母细胞瘤Ⅳ级手术后放疗时间多为术后4~6周，有研究表明，术后放疗时间超过6周，可对疗效产生不良影响，我国拟定的脑胶质母细胞瘤放疗，建议患者术后4~6周进行放疗，同时需要考虑患者恢复情况。如果患者术后恢复较好，可

尽早开始放疗，如果恢复较差，不能强制患者在此区间内
进行放疗，否则可能影响患者生活质量。

117. 哪些头颈部的良性病变可采用放疗？

答：可采用放疗的头颈部良性病变如下。

（1）颅内中枢神经良性病变：位于颅底或桥小脑区、
海绵窦区，很难完整切除，术后可能复发、加重，甚至恶
变的肿瘤。

（2）垂体瘤：可引起激素分泌异常，压迫周围神经引
起神经症状，较大垂体瘤手术后放疗可使局部控制率达到
90%以上。

（3）听神经瘤：较大的听神经瘤可手术切除，小听神
经瘤可采取立体定向放疗。

（4）血管感受器瘤：位于颅底，放疗可缓解症状，疗
效很好。

（5）面部良性肿瘤：可采取放疗，使症状得到完全缓
解，甚至完全消失。

118. 什么情况下的良性疾病应用放疗是合适的?

答：适合应用放疗的良性疾病如下。

（1）生长不受控制的良性疾病：如引起相应症状或压迫周围正常组织，需要放疗。

（2）术后复发的良性疾病：需要术后放疗，或者手术切除复发肿瘤后，配合术后放疗，减少复发率、增加局部控制率、提高患者生活质量。

（3）其他良性疾病：如骨关节疾病及疤痕体质患者适合放疗。

119. 良性脑瘤需要放疗吗?

答：颅内良性肿瘤需要放疗，具体如下。

（1）脑膜瘤是颅内比较高发的良性肿瘤，治疗以手术完整切除为主，根据肿瘤部位及手术能否完整切除决定是否放疗。

（2）听神经瘤体积小于 2.5 cm，有明显症状或者复发听神经瘤，可采用放疗，如采用伽马刀或者特定放射治疗仪器、加速器做立体定向放疗，5 年局部控制率可达90%以上，且立体定向放疗副作用小，应用广泛。

（3）颅内垂体瘤、颅咽管瘤等，除手术外，放疗也是很好的治疗手段。

120. 哪些骨关节和肌腱的良性疾病可采用放疗？

答： 可采取放疗的骨关节和肌腱疾病如下。

（1）骨关节疾病：如关节退行性变、骨质增生和肌腱钙化，采取非创伤性治疗及手术治疗失败或者患者年龄较大不适于手术治疗，可以通过低剂量放疗缓解退行性骨关节疾病及肌腱疾病引起的顽固性疼痛。

（2）臀部或髋关节外伤或手术后出现异位骨化，产生钙化灶，引起周围组织激化、关节僵硬、关节疼痛，甚至影响术后恢复。如骨盆创伤或术后做预防性低剂量放疗，可预防异位骨化产生、减轻疼痛、加速康复。

编后记

1996年，我有幸成为泸州最早从事肿瘤放射治疗的临床医生之一。那时国内除了放疗老前辈谷铣之教授主编的《肿瘤放射治疗学》之外，再没有其他放疗方面的书籍了，医学院校也没有开设肿瘤放疗方面的专业，因此人们对放射治疗的了解极少。非常清楚地记得当时刚毕业到医院上班，老院长拿着医院仅有的一本《肿瘤放射治疗学》（第二版）送给我时的嘱托——"医院的放疗就靠你了"。带着院长的重托和"攻克癌症，造福肿瘤患者"的理想，我一个月就把这本书通读了一遍，虽然很大一部分内容都没有读懂，当然还有后面的两遍、三遍……而今，《肿瘤放射治疗学》已经出版到第五版了，但国内肿瘤放射治疗方面的科普读物较少。因此，在临床工作中深感放射治疗知识普及的重要性和必要性，便萌生了编写一本介绍肿瘤放射治疗科普书籍的念头。

转瞬间，从事肿瘤临床放射治疗工作已经24年，作为一个肿瘤临床医生，其间经历的无奈（患者的别离）总是多于欣喜（患者的绝处逢生）。很多时候面对一些晚期的肿瘤患者因对肿瘤（放射）治疗的无知而失去最佳治疗时机时，总有一种莫名的伤感。因此，这些年来早就有一种写一点东西的想法——让更多的人了解肿瘤，让更多的人知道放疗，让更多的人得到及时规范的治疗，让更多的人重获新生。今天，承载着我多年想法的这本小册子终于就要出版了，此时此刻我虽有一种如释重负之感，但没有一丝的喜悦。因为我知道仅凭这本小册子还不足以让肿瘤放疗知识得到全面普及，因此需要广大医务工作者及社会各界人士的共同努力。

20多年来，从宜宾→上海→武汉→泸州，在"行万里路"的过程中得到了很多人的关心和帮助，需要感谢的人很多很多。

感谢当年的老院长！是您让我义无反顾地选择了肿瘤放射治疗这个专业，让我在这个领域不断探索，不断成长，不断进步，不断前行。

感谢我的老师及国内外相关学者！是你们丰富的临床经验和严谨的治学精神指导着我在这一领域不倦地探索。

感谢广大病员朋友！是你们的信任给了我最大的鼓励和前行的动力。

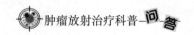

感谢参与本书编写的同事们！感谢你们的辛勤付出！

感谢医院领导！是你们明灯般指引我心路前行！

感谢我的家人！是你们的付出成全了我的思想闯荡，是你们用爱和包容温暖着我，让我活得如此率真和幸福！

除了感谢，还是感谢！

庞　军

2020年6月16日